SOCIÉTÉ

DES

# BIBLIOPHILES NORMANDS.

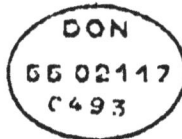

—

MINISTÈRE DE L'INSTRUCTION PUBLIQUE.

# INSCRIPTIONS LATINES

POUR

# TOUTES LES FONTAINES DE ROUEN

### COMPOSÉES EN 1704

PAR

## EULOGIUS PHILOCRENES

PUBLIÉES AVEC UNE INTRODUCTION ET DES NOTES

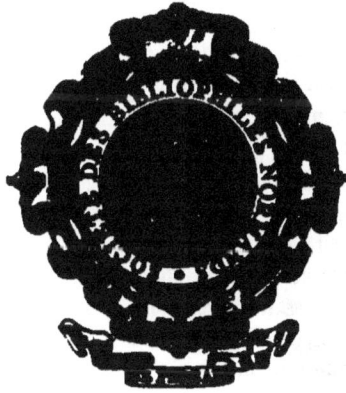

PAR

F. BOUQUET.

## ROUEN

IMPRIMERIE DE HENRY BOISSEL

—

M.DCCC.LXXIII

# INTRODUCTION.

Notre Société doit à l'un de ses membres, M. de Bouis, la découverte de ce rarissime opuscule, dont on ne connaît qu'un exemplaire, conservé à la Bibliothèque nationale, au département des imprimés, sous la cote Lk 7, n° 8396.

Il provient du cabinet de Roger de Gaignières, qui a mis, sur un feuillet de garde, le titre : *Fontaines de Roüen.*

Le même feuillet avait reçu l'inscription suivante, biffée ensuite, peut-être par Gaignières, quand il devint possesseur de la pièce : *Pour M. de la Salle, conseiller au Parlement* (1). C'est vraisemblablement un *Ex dono* de l'auteur à l'adresse de Charles Gaston Marc de la Ferté, sieur de la Salle, reçu conseiller au Parlement de Rouen, en 1703, et devenu président en 1705 (2).

Le Bureau ayant jugé cet opuscule digne d'être publié, M. de Bouis, occupé par d'autres travaux, nous a demandé de nous charger de la publication, ce que nous avons accepté, en profitant de sa copie et de ses renseignements bibliographiques.

(1) Communication de M. Léopold Delisle.
(2) *Catalogue et Armorial du Parlement de Rouen*, par M. Steph. de Merval, p. 102 et 15.

Les *Inscriptions pour toutes les Fontaines de Roüen* se composent de douze pages in-12, sans lieu, ni date d'impression, ni nom d'auteur, ni titre, ni faux titre. Elles sont en latin, comme l'Epître dédicatoire (1).

Nos poètes latins modernes publiaient ces sortes de poésies en une feuille volante, détachée ou confondue dans un recueil. Pour en prévenir la disparition ou la perte, on prenait le parti de réunir ainsi les pièces les plus diverses de différents auteurs, et les bibliothèques publiques en offrent des collections volumineuses. Nos Inscriptions, aujourd'hui détachées, ont dû, d'après certains indices, appartenir primitivement à l'un de ces recueils.

Elles sont au nombre de cinquante-huit, dont cinquante-trois dans le corps de l'ouvrage et cinq dans le supplément. Trente-et-une concernent des fontaines publiques ; six, des fontaines d'établissements religieux ou hospitaliers ; sept, des fontaines particulières ; deux, des fontaines minérales. En outre, il y en a une pour un réservoir, une pour une source, une pour une fontaine anonyme, une pour la traduction d'un chant où la fontaine de l'Albane est prévenue, « au nom des membres de ce collége, que, « si elle veut toujours leur plaire, elle ne doit point mêler ses « eaux au vin de Champagne. » Six de ces fontaines ont des inscriptions doubles ; l'une d'elles en a même trois. Cependant l'auteur, bien que son titre porte pour : *Toutes les Fontaines de Rouen*, en a omis au moins deux, qui existaient de son temps, celle de Saint-Pierre-le-Portier et celle du Bureau des Pauvres valides.

(1) M. Louis de Merval a reproduit, avec son talent habituel, la tête de page et le cul-de-lampe de l'édition originale.

On sait que nos fontaines sont alimentées par les sources du Roule, d'Yonville, de Gaalor, de Notre-Dame et du Plat. Dans les dessins qu'il donne, le fameux Livre des Fontaines suit le cours des quatre premières. Notre poëte ne l'a pas imité. Au premier abord, son ordre paraît être celui des quartiers de la ville, mais il s'en écarte bientôt, sans qu'on puisse dire :

> Chez lui ce beau désordre est un effet de l'art.

En général, ces Inscriptions, comme le genre l'exigeait, ont peu de développement. La plus courte a un vers, la plus longue, six vers. Le plus ordinairement, c'est dans un seul distique que se renferme la pensée, exprimée en vers élégiaques. Les autres mètres sont l'hexamètre, l'iambique et le phérécratien.

Si l'on en considère le fond et le tour, l'auteur montre souvent de l'habileté à rappeler l'usage et la destination des fontaines, de la grâce dans les fictions, de l'adresse dans les contrastes, de la concision dans la pensée, une certaine finesse dans l'expression.

Mais quel est cet auteur? Il s'est appelé lui-même *Eulogius Philocrenes*, en tête de son Epître dédicatoire. Tout d'abord, tant la chose nous paraissait impossible, nous ne songions même pas à découvrir le véritable nom caché sous ces deux pseudonymes, dont l'un, *Eulogius*, est la traduction latine du grec *Eulogios*, nom propre d'homme, qu'on trouve dans la préface du *Lexique grec* d'Hésychius, à propos d'une épigramme de Sophron (1), et l'autre, *Philocrenes*, a été forgé de deux mots grecs par notre auteur. Mais, nous rappelant que *Marin Le Roy de*

_____
(1) *Thesaurus græcæ linguæ*, de Henri Estienne, édit. Didot.

*Gomberville*, l'auteur du roman de *Polexandre*, s'était fait graver en taille douce au frontispice de l'un de ses livres, vêtu comme un sage de la Grèce, avec cette légende : *Thalassius Basilides à Gombervilla*, où se trouve la traduction en grec de ses deux premiers noms, l'idée nous vint de traduire les deux noms de notre poète inconnu, aussi littéralement que possible. Le premier nous offrit à choisir entre : « *Celui qui bénit* ou *Celui qui annonce la parole divine*, » tandis que le second nous donnait le sens bien clair de : « *Ami de la fontaine*. » Dans leur sens général, ces deux noms signifiaient donc : « *Un ministre de la Religion, ami de la fontaine*. » Immédiatement nous avons pensé à « *l'abbé Desfontaines*, » auquel le lieu, la date de la dédicace, le sujet traité, l'indication de sa profession contenue dans le premier des deux pseudonymes, le jeu de mots offert par le second avec son nom de terre ou seigneurie (1), enfin les particularités de sa naissance et de sa vie semblaient se rapporter.

La poursuite de nos recherches en ce sens confirma notre hypothèse, en nous faisant recourir à la *Biographie normande* de Pasquier. Dans la liste des nombreux ouvrages qui termine celle de l'abbé Desfontaines, on lit : « *L'Erreur et l'injustice confondues* « ou Réponse à l'écrit de M. Bourgeois, principal du collége de Cre « py en Valois, inséré dans le journal de Trévoux, octobre 1743, au « sujet de la nouvelle traduction de Virgile, par *M. l'abbé de* « *Crenai*, 1744, in-8 de 32 pages (*M. l'abbé de Crenay est M. l'abbé*

(1) Alexandre-Toussaint Guyot, son frère, né le 3 novembre 1674, et reçu conseiller en la cour des Aides, le 22 mars 1697, est qualifié, dans l'acte de nomination, de « sieur des Fontaines. » *Archives de la Seine-Inférieure*. Communication de M. de Beaurepaire.

« *Desfontaines*; *c'est son nom grécisé*). » L'étymologie confirme l'explication donnée, puisque *crênè* veut dire, en grec, *fontaine*, et que le pluriel, *crénai*, signifie : *des fontaines*. C'est le même mot employé déjà, quarante ans auparavant, par le même écrivain, dans le pseudonyme grec *Philocrenes*, pour dissimuler son véritable nom.

L'auteur de nos Inscriptions est donc Pierre-François Guyot Desfontaines, si connu dans la république des lettres, sous le nom de l'abbé Desfontaines, et le nom d'*Eulogius Philocrenes* est le premier des pseudonymes d'un écrivain qui prendra successivement ceux de *Supin*, *Un Comédien*, *Un jeune Avocat*, avant de s'appeler *l'abbé de Crenai*, comme on vient de le voir (1).

Cette petite découverte a encore le mérite de nous montrer un Rouennais dans l'auteur des Inscriptions et de nous le faire connaître par l'un de ses premiers essais, peu répandu, de son temps, et certainement ignoré du nôtre.

Toute la vie, en effet, de Guyot Desfontaines, jusqu'à la composition de nos Inscriptions, le rattache à Rouen. Il y naquit, le 25 juin 1685, d'une bonne famille (2); il y fit ses études avec éclat, chez les jésuites; il y remporta, dans le concours des Palinods, en 1699, à quatorze ans et demi, un prix pour « une allé-

(1) Table générale des pseudonymes dans le *Dictionnaire des ouvrages anonymes et pseudonymes* de M. Barbier, qui n'a pas connu celui d'*Eulogius Philocrenes*, mais relate celui de *Crenai*.

(2) On dit presque partout qu'il était « fils d'un conseiller au Parlement. » Celui qui porte le nom de *Guyot* était curé d'Amfreville. Il semble qu'on a pris pour son père son frère, conseiller à la Cour des Aides. (Voir plus haut, p. iv, note 1.)

« gorie latine sur Métellus, délivré de la mort par son fils, »
pièce qui n'a pu être retrouvée (1), et entra chez ces mêmes jésuites, le 21 août 1700, pour s'y préparer à l'enseignement. Après
avoir suivi le cours ordinaire de théologie et reçu les ordres sa-
crés, il était encore à Rouen, soit au Noviciat, soit au Collége
des jésuites (2), nous ne savons à quel titre, quand il composa, en
1704, les *Inscriptions pour toutes les fontaines de Rouen*. Son
éducation, son goût, ses succès prématurés en poésie latine, les
idées de son ordre et de son époque, qui attachait une grande
importance à la composition des Inscriptions latines pour en orner
les monuments publics, enfin l'exemple du fameux Santeuil,
dont les vers se lisaient sur les nouvelles fontaines de Paris,
tout cela dut inspirer au jeune jésuite rouennais le désir d'en
faire aussi pour les fontaines de sa patrie, sans qu'il ait eu la sa-
tisfaction d'en voir adopter une seule par les édiles de son temps.

Dans sa dédicace, Desfontaines a donné quelques détails sur
son œuvre. « Il avait déjà offert, à cet ami anonyme, des baga-
« telles pour lesquelles il recherchait son approbation. Celles-ci
« sont dépourvues d'érudition et dans le goût de cet ami, mais
« non sans utilité. Elles sont nées moins du désir que de la né-
« cessité de trouver une distraction personnelle. Ces jours der-
« niers, au milieu de l'inquiétude causée par des nuits sans som-
« meil, il a cru que le meilleur moyen pour alléger, ou tout au

(1) M. de Beaurepaire a eu la complaisance de la chercher dans la
bibliothèque de l'Académie, le Recueil des poésies couronnées en
1699 ne contenant que des pièces françaises.

(2) Ces détails biographiques sont puisés dans les *Trois siècles pali-
nodiques*, de J.-A. Guiot.

« moins pour combattre l'insomnie, était de se livrer au passe-
« temps de la poésie. Il espérait que ce divertissement serait avan-
« tageux au public et détournerait un peu son esprit de l'anxiété
« qui l'assiégeait. Cette composition a eu l'effet cherché, et il
« prie son ami d'agréer ce travail de ses nuits, cette *Veillée de
« la Néréide rouennaise.* » Il poursuit en disant que : « cet ami
« aimait et recherchait les eaux au point de dépenser des sommes
« considérables pour en orner son château, à la grande jalousie
« des châteaux voisins. » Enfin, après quelques compliments
spirituellement tournés, la dédicace se termine par ces mots :
« A Rouen, aux Ides d'avril MDCCIV. » (13 avril 1704.)

Il devait être Rouennais l'ami anonyme auquel Desfontaines
adressait des vers composés à Rouen, sur les fontaines de Rouen,
vraisemblablement imprimés à Rouen, chez Michel Lallemant,
son futur imprimeur, pour d'autres travaux, et dont l'unique
exemplaire connu avait été donné à un magistrat rouennais.

Jusqu'ici, dans le catalogue des ouvrages de l'abbé Desfontaines, fort considérable pourtant, puisqu'il ne compte pas moins
de quarante-huit articles, le premier inscrit est une : « Ode sur
« le vain usage de la vie, » 1715. M. l'abbé Delaporte (1), ni Pasquier, qui le copie, sans rien en dire, n'ont mentionné les *Inscriptions,* jugées dignes de l'impression par leur auteur, et anté-
rieures de onze années à l'ode présentée comme la première de
ses productions.

Nou moins que l'épigramme du concours des Palinods,

(1) *L'Esprit de l'abbé des Fontaines, ou Réflexions sur différents
genres de Science et de Littérature* (par l'abbé Delaporte). Londres,
1757, 4 vol. in-12; *Biographie normande,* par Pasquier, t. V.

ces Inscriptions prouvent que l'abbé Desfontaines commença par cultiver les Muses latines, à l'exemple des jésuites, ses modèles et ses maîtres. Mais il ne tarda pas à les délaisser pour les Muses françaises, en composant des *Poésies sacrées*, en 1717 ; pour la direction du *Journal des Savants*, en 1724 ; pour des luttes ardentes et sans dignité avec Voltaire, d'où naquit la *Voltairomanie*, en 1738 ; enfin pour la traduction des *Œuvres de Virgile*, en 1743.

Le grand mérite de ces Inscriptions, aujourd'hui, est de nous faire connaître l'état, l'aspect des fontaines de Rouen, dans les premières années du xviii<sup>e</sup> siècle, tant par le titre français qui les annonce, que par le contenu de l'inscription latine. Beaucoup de ces fontaines ayant été détruites, déplacées ou modifiées, le travail du jeune Rouennais nous les présente telles qu'on les voyait, à son époque, c'est-à-dire entre le temps de leur premier établissement et le nôtre, qui les retrouve, aux mêmes endroits ou à quelque distance, quoique trop souvent dépourvues du cachet monumental qu'elles avaient alors.

La découverte et la publication de ces Inscriptions viennent donc ajouter une page bien modeste, il est vrai, mais assez curieuse et toute nouvelle à notre littérature et à notre histoire locales. Aussi nous semble-t-il de toute justice d'en remercier M. de Bouis et le bureau de la Société des Bibliophiles normands, auxquels on doit l'une et l'autre.

F. BOUQUET.

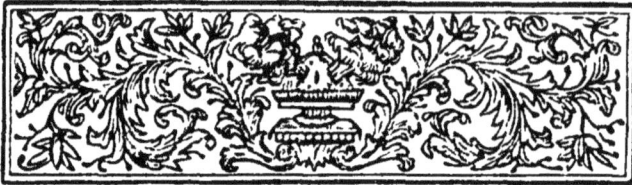

# EULOGIUS PHILOCRENES

## AMICO SUO

### S. P. D.

*S*I *ullum unquam fuit tempus, Amiciſſime Vir, cùm ego tibi meas nugas approbarim, quæſo te ut ejus mémineris. Ecce iterùm nugas affero, non eruditas illas quidem & cujus generis te velle intellexi : ſed utiles tamen & quas non tam nugandi ſtudium quam neceſſitas expreſſit. Antè hos enim paucos dies cùm inquietas aliquot noctes agerem ſomnumque carpere non poſſem, nihil mihi potius faciendum duxi ad illum ἀγρυπνίας minuendum dolorem, fallendum certè, quàm ut poetarum more luderem : ità & ludum meum utilitatis nonnihil publicè habiturum eſſe & mentem abs ſuá anxietate pauliſper eo ludo avocatum iri*

A

*ſperabam. Nec mea me ſpes fefellit. Nam dùm ego verſus edidi, penè ſum oblitus me ſomno carere. Porrò autem hoc meo ludo effectum eſt, ut ſomnus haud ità multò poſt oculis meis obreperet ſuâ ſponte, meque ſuaviſſimâ quâdam voluptate permulceret. Has itaque noctium Vigilias, hoc Rotomagenſis Nereïdos, ut ità dicam, Pervigilium mitto ad te, virorum optime. Tu qui fonticulis ità delectaris ut quæras, ità quæris ut villam iis ornare ſtudeas tuam magno cum ſumptu & nonnullâ circumjectarum villarum invidiâ, Fontes meos boni conſules. Exilient, credo, ſuis è ſcatebris receptaculiſque, copioſiùs & noſtrûm utrique gratulabuntur, quùm te patronum & auſpicem invenerint & me in eligendo auſpice ac patrono viderint tàm acutum, tàmque diligentem ſuî. Vale & me ama, quod facis, amore illo tuo ſingulari. — Rotomagi, Idibus Aprilis M DCC IV.*

# INSCRIPTIONS

## POUR TOUTES LES FONTAINES

### DE ROUEN.

*Pour le Refervoir des Pénitens.*

Hinc tibi perpetuos fpera per compita fontes ;
    Non tot aquas Hyadum largior urna capit.

*Pour la Fontaine de Sainte Claire.*

Hinc Claræ de colle latex tenuiffimus exit ;
    Tu modo ne rivi contemnas pauperis ufum.

*Pour la Fontaine de la Croix de Pierre.*

De Cruce cùm cernis falientem erumpere fontem ,
    In mentem veniat de Cruce fufa falus.

*Pour la Fontaine du Plat, dont l'Eau eft belle*
*fans être bonne.*

Non bona, vilis item, de nomine dicta patellæ,
Jactat fe nitido flumine Nympha tamen.

### *Autre.*

Vtilis in fpeciem, gravibus fed peffima fuccis
Officit, ingenii hoc nunc muliebris habet.

❧⟩⟨❧

*Pour la Fontaine de la ruë de l'Epée.*

Quo te carmine dicam,
Najas nobilis enfe ?
Vatem pacis amantem
Hìc vel nomine terret.

❧⟩⟨❧

*Pour la Fontaine de S. Vivien attachée à la muraille*
*de l'Eglife.*

Hìnc procul & rixæ lufufque pudore carentes;
Vicini metuas numina magna Dei.

❧⟩⟨❧

*Pour la Fontaine de S. Oüen.*

Fessa labore viæ sedet hìc, pretiumque sedendi
Civibus illimes Nympha profudit aquas.

❖❖❖

*Pour la Fontaine de S. Maclou, derriere laquelle
sont les sons Baptismaux.*

Intrà fons facer est, fons extra septa profanus;
Ille animi fordes, corporis iste lavat.

❖❖❖

*Pour la Fontaine des Grands Augustins.*

Aurelii agnoscas exundans pectore ab alto
Eloquii flumen, tantus se fundit aquæ fons!

❖❖❖

*Pour la Fontaine de la Crosse, au-dessus de laquelle
se voit une crosse de fer.*

Elicuit Mosis fontem de rupe bacillus :
Pastorale pedum me surgere jussit ab antro.

❖❖❖

*Pour la Fontaine des Carmes.*

Carmeli veniens de monte falubrior unda
Semina virtutum vividiora facit.

❦

*Pour celle du parvis Nôtre Dame où l'on fait des
feux de joye, & qui forme trois autres fontaines, celle
de l'Albane ou des Chantres, celle de la Sacriftie,
& celle de l'Hoftel Dieu.*

Hìc tibi dùm feftos, Lodoix, accendimus ignes,
Ne flammæ noceant Nympha paravit aquas.

*Autre.*

Uno hoc fonte fluunt facris aqua, vina triumphis,
Æger & hoc fordes, cantor & ora lavat.

❦

*Pour la Fontaine des Halles.*

Venale eft quodcumque vides, merx, veftis, edule,
Vafa, liber, nullo lympha hæc, bibe, venditur auro.

❦

*Pour la Fontaine de Lisieux, dont l'eau passe pour la meilleure de la Ville.*

Fons delicate, Fons ocelle Fontium
Quotquot perennes civibus fundunt aquas,
Te pauper avido gutture excipiens bibat :
Te fortiori misceat Dives mero,
Fons delicate, Fons ocelle Fontium !

*Autre*
*pour la même qui repréfente le Parnaffe.*

HIc ego Caftalium videor mihi cernere fontem :
    Aërio Pindi fic cadit ille jugo :
Auditis vatumque patrem doctafque forores
    Concinere ad murmur lene fonantis aquæ ?
Felix fons nimiùm cujus puriffima lympha
    Surgit Apollineo vifaque digna choro eft.

*Pour la Fontaine de la Petite Boucherie.*

Nympha fuo velit hunc fruftrà laviffe cruorem
    Flumine, cædit oves ufque fuas Lanius.

*Pour la Fontaine de S. Lò proche du Palais.*

Hìc fluit obſcura & nullo prope murmure lympha.
Horrifico juxtà Themidis tonat aula fragore.

❧

*Pour la fontaine des rues de l'Aumône.*

Quàm benè per vicos fluit unda perennis Egentûm,
Cùm premit indè fames, ne premat indè ſitis!

❧

*Pour la Fontaine du Bailliage, placée dans un coin,*
*& cachée par ſon baſſin.*

Pœne hanc prætereas quæ labro tecta receſſit,
Garrula ni trepidis Nympha loquatur aquis.

*Autre.*

An Fontem, an Puteum malis me dicere? Fontem
Me ſtrepitus, Puteum me facit hauſtus aquæ.

❧

*Pour la ſource Gâlor dont l'eau remplit les Foſſes*
*des Tanneurs.*

Fallor, an obſcuris inamabile murmurat antris
Gâlor & invito truditur indè pede?

Sic eſt, antè dolet lympharum fata ſuarum,
    Quas putri excipiet calx, coriumque lacu.

*Pour la Fontaine de S. Pierre l'Honoré.*

De lacrymis nata eſt Petri quam colligis unda.
    Diſce hoc, cùm flebis crimina, flere modo.

*Pour la Fontaine de Sainte Croix des Pelletiers.*

Pellibus hùc olim deduĉta eſt Nympha lavandis;
    Tergit nobilior nunc crucis illa pedem.

*Pour la Fontaine de la Conciergerie.*

Et ſcelera & ſcelerum impuras abſtergere lymphis,
    Si liceat, labes fons pius ille velit.
           * hæc pia nympha velit.

*Pour la Fontaine de la Ville qui a pour Armes*
    *& pour Symbole l'Agneau ſacré.*

Vt lavet hæc agnus ſibi legit pura fluenta.

B

*Autre*
*par rapport au Vin qu'elle jette aux jours de Réjoüiſſance.*

Proteus hic fons eſt? Si perſtrepat aula triumphis,
Quæ modò Naïs erat, hic modò Bacchus erit.

❧✦❧

*Pour la Fontaine de la Groſſe Horloge, qui eſt ſous
le Béfroy de la ville.*

Cùm primo rauco Campana immugiit ære,
Hìc urnam fregit territa nympha ſono.

❧✦❧

*Pour la Fontaine des Cordeliers
qui eſt proche de la Riviere.*

Sequanidis fons impatiens ſe jungere nymphis
Urget præcipites irrequietus aquas.
Exigui fontis mecum mirare furorem
Currere ut intereat, dic mihi quis furor est?

❧✦❧

*Pour la Fontaine du Vieux-Palais ſur laquelle il y a
une Statuë d'Hercule.*

Per longos lympham hùc vix vi duxiſſe canales
Herculeus verè dixeris iſte labor.

❧✦❧

*Pour la Fontaine des Jacobins qui n'a qu'un
filet d'eau.*

Jam monachi potant vinum dilutiùs, hìnc eſt
   Quòd tenues civis parciùs haurit aquas.

*Pour la Fontaine du Marché aux Veaux où a été
brûlée la Pucelle d'Orléans.*

Indomitam bello Darcenſem dira puellam
   Hìc ubi flamma vorat, currite ſemper, aquæ.
Currite ſemper, aquæ, noſtri monumenta doloris;
   Non credam maria hoc poſſe lavare ſcelus.

*Pour la Fontaine de S. Sauveur.*

Salvatoris aquas lætus de fontibus haurı. ˙

 ˙ Haurietis aquas in gaudio de fontibus ſalvatoris.
                      Iſai. c. 12 v. 3.

*Pour la Fontaine du lieu de ſanté
hors de la Ville.*

Plurima vicinam cùm Naïas iret in urbem,
   Eſſet & urbanis quæque petita procis,

Una hæc ruricolas non dedignata maritos,
Ruſtica, ſed locuples, maluit eſſe Dea.

⁂

*Pour la Fontaine de l'Hôpital.*

Quæ vili fluit hìc aut nullo lympha paratu
Se ſatis oſtendit pauperibus fluere.

⁂

*Pour la Fontaine des Céleſtins.*

Non erit ut cultus hæc quærat Nympha ſuperbos,
Quæ ſat culta placet ſimplicitate ſuâ.

⁂

*Pour les Eaux Minérales de la Maréquerie*
*que l'on prend pour peu d'argent.*

Salubris hæc dos Najadis
Quòd ſanat ægros viliùs.

*Autre.*

Hoc de fonte velit Forgenſis ſurgere Nympha,
Tantam his bibentum cùm ſciet turbam vadis :

Sed magis hoc voveat, fi tot languentia membra
Hìc fanitati reftituta viderit.

❦

*Pour la première Fontaine du Jardin de M. le Gendre*
*laquelle eft minérale & jailliffante.*

Et præftat fuccos quibus eft imbuta falubres
Naïas & jactis ludere gaudet aquis.
Seria fic mifcere jocis quemcumque Catonem
Admonet exemplo non male fana fuo.

❦

*Pour la feconde qui eft claire & jailliffante.*

Laudatam toties Arethufam carmine vatum
Credibile eft lymphas fic habuiffe fuas.

❦

*Pour la Fontaine d'un particulier laquelle eft*
*au pied d'une Montagne.*

Quifquis es afcenfu qui tendis vincere montem,
Dùm potes, hìc præbibe fontis aquam.

❦

*Pour la Fontaine de l'Albane ou des Chantres.*

Parciùs hæc dat opes quanquam ditiffima Naïs
    Pro potore, fuas fic moderatur aquas.

❧

*Pour la Fontaine de l'Archevefché qui ne*
*coule plus.*

O domus, o Arces, o picti floribus horti!
    O Fons digne alios vincere, fi fit aqua.

*Autre.*

Dudum hinc Naïs abit : præfens, Spinæe, fuiffes,
    Tu poteras hortis detinuiffe tuis.

*Autre*
*par rapport au Baffin qui en recevoit l'eau.*

Triftes relliquiæ, Fontis monumenta fugacis,
    Aut ruite, aut fontem reddite labra novum.

❧

*Pour la Fontaine de la Sacriſtie de Nôtre-Dame.*

Theſauros alios, alias domus intima ſervat,
    Quàm quibus exterior ſe tibi jaƈtat, aquas.

❧

*Pour la Fontaine Saint-Vincent vis à vis de la
Vicomté où les Colporteurs apportent les marchan-
dises pour les peſer.*

Opportuna viris ſudore fluentibus unda,
    Bacche, velis vires ſi ſociare tuas.

❧

*Pour la Fontaine du Neuf-Marché.*

Et Caupo, & Lanius Fartorque, decuſque Macelli
    Piſtor, olus vendens, Pharmacopola, Coquus,
Et genus omne viri Nympham hanc cinxére coronâ :
    Pro ſtudio faciles illa rependit aquas.

❧

*Pour la Fontaine de * (sic).*

Eſt ſua, crediderim, longævis fontibus ætas :
    Hìc ubi ſons fuerat, triſtior aret humus.

❧

*Pour la Fontaine de M. de la Houſſaye.*

Qui bibit indè, ſapit : propiùs ſuccedite queis eſt
　　Mentis amor ſanæ : qui bibit indè, ſapit.

❧⁂❧

*Pour la fontaine de M. de Freneuſe Homme*
*de Lettres.*

Pierias alias fruſtrà ne quærite vires;
　　Aut hinc aut nullis fontibus exiliunt.

❧⁂❧

*Traduction d'une Chanſon du vieux du Bouſſet.*

Quondam hunc compellans ſociorum nomine fontem
　　Cantor ab Albano talia dicta dedit :
Curritis in riguis dùm vallibus, arva ſecantes
　　Herbida; dùm pleno vos jacit ore tubus;
Dùm circùm ſtrepitis pendentia pumice tecta,
　　Sic querulæ nobis perplacuiſtis, aquæ.
At dùm campani miſcetis pocula Bacchi,
　　Sic mixtæ nobis diſplicuiſtis, aquæ.

E P.

*Le Poëte follicité de faire de nouveaux Vers fur une
méchante Fontaine fit ceux-cy.*

Currentem fitit os; ftomachus fed naufeat hauftâ;
Fontibus occlufis tam mala Nympha gemat.

❧

*Pour la Fontaine intérieure de N. Dame.*

Diva loci cuftos, Virgo fœcunda, beato
Effufos latices hìc dat habere finu.

❧

*Pour la Fontaine des Petits Peres.*

Confuluit Patribus tam largo flumine Nympha
Qui largiorem poculis mifcent aquam.

❧

*Pour la Fontaine d'un particulier audeſſus de laquelle
eſt une Image de la Vierge.*

Purior argento niveifque fimillima gemmis,
Hæc tibi lympha fluit; tu Virginis utere dono.

❧

C

*Pour la Fontaine d'un particulier laquelle eſt*
*deſſous la main d'Alexandre le Grand.*

Ille orbis domitor, tot opes, tot regna, tot urbes
Qui dedit, has etiam ſe dare gaudet aquas.

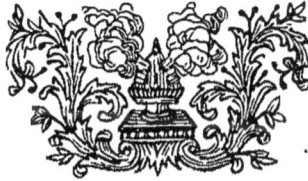

# NOTES SUR LE TEXTE.

Page 1, ligne 3. — *S. P. D.*, Salutem piam dat.

P. 2, l. 2. — *Rothomagensis Nereïdos Pervigilium*, titre imité du *Pervigilium Veneris* attribué à Catulle.

Ibid., l. 10. — Le point placé après *invidiâ* a été remplacé par une virgule, pour que la phrase ait un sens complet.

P. 3, l. 4. — *Réservoir des Pénitens*, rue Saint-Hilaire, près la rue de la Rose. Cette fontaine monumentale offre deux beaux dauphins sculptés.

Ibid., l. 6. — *Fontaine Sainte-Claire*, ou *Fontaine des Filles de Sainte-Claire*, près de l'impasse actuelle de ce nom, rue Saint-Hilaire.

Ibid., l. 7. — *Exilior* est donné comme variante manuscrite à *Tenuissimus* dans l'exemplaire de Gaignières.

P. 4, l. 1. — *Fontaine du Plat*, au coin des rues Orbe et des Maîtresses. Ce nom lui venait de l'enseigne du *Plat-d'Étain* dans le voisinage.

P. 5, l. 1. — *Fontaine Saint-Ouen*, ou *Sainte-Croix-Saint-Ouen*, au haut de la rue des Faulx, près de l'église du même nom. En 1776, elle portait l'inscription suivante, faite par le curé de cette paroisse, Nicolas Le Gros :

> *Quàm benè juncta simul nostræ monumenta salutis.*
> *Aufer aquas, quid crux? Tolle crucem, quid aquæ?*

P. 6, l. 13. — *Fontaine des Halles*, ou *de la Vieille-Tour.* « Au milieu

« de la place il y a une fontaine en pyramide, au haut de laquelle
« est une statue d'Alexandre. » *Voyage archéologique*, etc., par l'abbé
Bertin, 1718.

P. 7, l. 16. — *Fontaine de la Petite-Boucherie*, ou *de la Boucherie-
du-Bout-du-Pont*, sur l'ancienne place de la Petite-Boucherie, où l'on
a bâti le Théâtre-des-Arts.

P. 8, l. 4. — *Fontaines des rues de l'Aumône.* — C'est le nom des
deux rues appelées depuis *Géricault* et des *Fossés-Louis VIII*. La fontaine, située dans cette dernière, près de la rue des Ciseaux, occupa,
jusqu'en ces derniers temps, le milieu de la rue.

Ibid., l. 7. — *Fontaine du Bailliage.* Elle était adossée au pied
d'une belle maison en pierre, portant le millésime de 1618, au milieu
d'un écusson. Les travaux de 1860 ont fait disparaître la maison et
déplacer la fontaine.

P. 9, l. 3. — *Fontaine de Saint-Pierre-l'Honoré*, au coin des rues
Ecuyère et des Bons-Enfants.

Ibid. l. 13 — *Fontaine de la Ville*, ou *de la Maison de Ville*. Elle fai-
sait partie de l'ancien Hôtel-de-Ville, dont les bâtiments se voient encore, rue de la Grosse-Horloge. « Dans le mur du chevet de la cha-
« pelle était engagée une fontaine gothique sous la forme d'un dais
« supporté par plusieurs colonnettes reposant sur le sol. » M. de la
Quérière, l'*Ancien Hôtel-de-Ville de Rouen*, p. 9. On la retrouve dans
la rue Thouret.

P. 10, l. 5. — *Fontaine de la Grosse-Horloge*, ou *de Massacre*.
Construite en 1456, elle fut remplacée, en 1732, par celle d'aujourd'hui
avec l'inscription latine en prose qu'on a restaurée récemment.

P. 11, l. 1. — *Fontaine des Jacobins*, dans la partie sud de la Préfec-
ture, au coin des rues Fontenelle et Racine.

Ibid., l. 5. — *Fontaine du Marché-aux-Veaux.* — C'est l'ancienne,
dont M. Louis de Merval a donné un beau dessin, d'après Israel Syl-
vestre, et remplacée, en 1755, par celle que nous voyons sur la place

de la Pucelle, où Jeanne-Darc n'a point été brûlée, comme le prétend Desfontaines, d'après une tradition erronée.

La fin de l'Inscription est prise des paroles que Shakspeare met dans la bouche du meurtrier Macbeth :

> Will all great Neptune's ocean wash this blood
> Clean from my hand? No.
>
> *Macbeth*, acte II, sc. 2.

« Toute l'eau de l'immense empire de Neptune pourrait-elle laver « ce sang, le faire disparaître de ma main ? Non. »

Par une singulière coïncidence, l'abbé Saas, en 1755, dix ans après la mort de l'abbé Desfontaines, proposa à l'Académie, pour mettre sur la nouvelle fontaine, une inscription qui rappelle, à s'y méprendre, celle de notre Recueil. La pensée, le tour et deux hémistiches sont les mêmes. La voici telle que l'a fait connaître M. de Beaurepaire dans son *Mémoire sur le lieu du supplice de Jeanne-d'Arc*, p. 32.

> *Hic ubi Gallorum decus, Anglo judice, Virgo*
> *Succubuit flammis, currite semper aquæ.*
> *Currite semper aquæ, flammas depellite ; vester*
> *Longior haud cursus quam dolor urbis erit.*

L'Inscription de l'abbé Desfontaines nous paraît meilleure que celle-ci, et surtout que l'Inscription en vers qu'on lit aujourd'hui.

P. 11, l. 11. — *Fontaine Saint-Sauveur* ou *du Vieux-Marché*, partie sud-ouest de la place de ce nom, au chevet de l'église Saint-Sauveur où elle était adossée, ou plutôt encastrée, à cette époque.

Ibid., l. 15. — *Fontaine du Lieu-de-Santé*. C'est au *Lieu-de-Santé*, remplacé par l'Hôtel-Dieu actuel, qu'on envoyait les convalescents de l'Hôpital, situé alors au centre de la ville. On a mis plus tard, sur le réservoir de cet Hôtel-Dieu, les deux vers que voici :

> *Hic dispensat aquas ægris sanisque salubres*
> *Nympha latens ; lateant sic tua dona monet.*

P. 12, l. 3. — *Fontaine de l'Hôpital*. Il faut entendre l'*Hôpital de la*

*Madeleine*, appelé aussi *Hôpital-Général* ou *Hôtel-Dieu*, situé alors près de la place de la Calende.

P. 12, l. 6. — *Fontaine des Célestins*, entre l'Eau-de-Robec et les remparts de la ville, près de la porte Saint-Hilaire. L'emplacement de leur couvent est compris dans les jardins de l'Hospice-Général, appelé alors *Grand-Bureau des Pauvres valides*.

P. 13, l. 3. — *Jardin de M. Le Gendre*, près de l'église Saint-Paul, et dont Farin parle longuement. Voir *Histoire de Rouen*, 1re partie, ch. 34, p. 166, *Maison de M. Le Gendre*, édit. de 1731.

P. 14, l. 4. — *Fontaine de l'Archevesché*. La personne en question, *Spinæe*, doit être « Pierre de l'Espine, conseiller au Parlement de « Rouen, chanoine, nommé abbé d'Aumale, le 16 des calendes de dé-« cembre 1696. » (16 novembre) *Histoire d'Aumale*, par M. Semichon, t. II, p. 80.

P. 15, l. 1. — *Fontaine de la Sacristie de Notre-Dame* ou *de la rue des Bonnetiers*.

P. 16, l. 6. — Il y avait, dans l'imprimé, *Pierios alios*, mots qui ne pouvaient s'accorder avec le féminin *vires*. Peut-être l'auteur a-t-il voulu mettre *fontes*?

Ibid., l. 17. — E P., c'est-à-dire *Explicit*, mot qui indiquait la fin d'un manuscrit chez les Romains.

P. 17, l. 8. — *Fontaine des Petits-Pères*. — Le couvent des Augustins déchaussés était situé entre le Pré-au-Loup, dont une partie est occupée par le Champ-de-Mars actuel, et les rues du quai aux Celliers et du faubourg Martinville.

Nota. La disposition typographique du texte original, soigneusement révisé, a été partout respectée, sauf pour la pagination.

———

ROUEN. IMP. H. BOISSEL.

www.ingramcontent.com/pod-product-compliance
Lightning Source LLC
Chambersburg PA
CBHW070756210326
41520CB00016B/4728